ANNALES DE MICROGRAPHIE

SPÉCIALEMENT CONSACRÉES

A LA BACTÉRIOLOGIE

AUX PROTOPHYTES ET AUX PROTOZOAIRES

RÉDACTEUR PRINCIPAL

P. MIQUEL, Docteur en médecine, Docteur ès-Sciences
Chef du Service micrographique à l'Observatoire municipal de Montsouris

SECRÉTAIRES DE LA RÉDACTION

FABRE-DOMERGUE, Docteur ès-Sciences, Directeur adjoint
du laboratoire de Zoologie maritime de Concarneau.
Ed. DE FREUDENREICH, Chef du Service bactériologique
de la Station agricole de la Rütti (Berne).

Étude sur l'importance hygiénique de la valeur hydrotimètrique des eaux potables jugée au point de vue microbiologique.
Par le Dr Henri CLERICI

PARIS

GEORGES CARRÉ, ÉDITEUR

58, RUE SAINT-ANDRÉ-DES-ARTS

ÉTUDE SUR L'IMPORTANCE HYGIÉNIQUE

DE LA

VALEUR HYDROTIMÉTRIQUE DES EAUX POTABLES

JUGÉE AU POINT DE VUE MICROBIOLOGIQUE

PAR

LE Dʳ HENRI CLERICI (1)

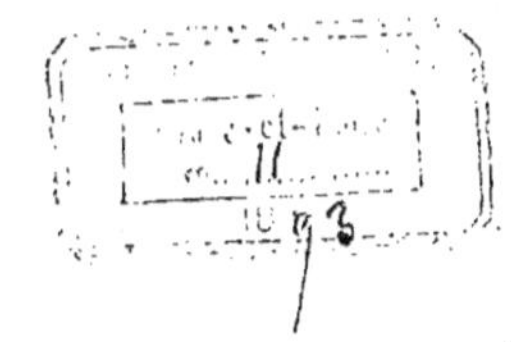

Quelques récentes expériences de M. Miquel indiquées dans son *Manuel* (2) tendent à modifier l'opinion, formée particulièrement après les études de M. Meade Bolton, que « la qualité de l'eau et la proportion des substances organiques ou minérales qu'elle renferme paraissent indifférentes vis-à-vis de la multiplication des bactéries ». En effet M. Miquel, en étudiant dans différentes eaux le phénomène de la multiplication spontanée des microbes qu'elles contiennent, a trouvé que ce phénomène, qu'il appelle *auto-infection*, et la purification subséquente suivent dans les eaux *pures* une marche bien différente de celle qu'on observe dans les eaux *impures*; de sorte qu'il en conclut que la caractéristique des eaux *pures* est leur *infection rapide et passagère*, tandis que chez les eaux *impures* l'infection est *lente et persistante*.

Nous sommes, en outre, redevables à M. Miquel d'un fait de haute importance, savoir : que l'eau distillée à basse température (à 30°), se trouvant dans des conditions qui ne permettent point le passage des matières qui y sont dissoutes, donne une eau absolument incapable de servir de milieu nutritif, même aux bactéries aquatiles; c'est pour cela qu'il l'a, justement, appelée *eau infertile*, ce que M. Bolton

---

(1) Travail de l'Institut d'hygiène de l'Université royale de Pise.
(2) MIQUEL, *Manuel pratique d'analyse bactériologique de l'eau* et *Annuaire de l'Observatoire de Montsouris* pour 1888.

n'avait pas réussi à obtenir par des distillations réitérées à haute température.

Quelque minimes que soient les besoins de la vie pour les animalcules, ces faits nous prouvent, néanmoins, d'une manière évidente, comme étant l'opinion de M. Meade Bolton, que les microbes ne peuvent point vivre des simples éléments de l'eau, hydrogène et oxygène, mais qu'ils doivent y trouver encore d'autres substances.

En me fondant sur les observations de M. Miquel, j'ai voulu examiner le *degré hydrotimétrique* de l'eau, à savoir : si une quantité plus ou moins grande de sels de calcium et de magnésium, qui entrent dans des proportions non indifférentes dans la composition chimique des bactéries (1), favorise ou non les conditions d'existence des microbes dans l'eau. Et, en réfléchissant que les hygiénistes en donnent aujourd'hui aucune importance au degré de crudité des eaux, pourvu que celui-ci réponde aux exigences de la vie domestique et industrielle, j'ai cru devoir examiner si l'attention de l'hygiéniste ne doit pas être attirée à juger de la crudité des eaux également au point de vue microbiologique.

J'ai réduit les conditions de mon problème à leur plus grande simplicité, me proposant d'examiner d'abord :

1° La marche du phénomène de l'*auto-infection* dans des eaux qui ne varient que dans leur degré de crudité, dû à différentes proportions de sels de calcium, et :

2° La marche du même phénomène lorsqu'on y ajoute une certaine quantité de substances organiques.

Il me faut de même compléter cette étude par d'autres recherches afin de connaître :

---

(1) Voici, d'après M. Mitscherlich, la composition des cendres de la levure de bière :

	Cendres de levure haute	Cendres de levure basse
Potasse	38,8 0/0	28,3 0/0
Acide phosphorique	53,9	53,4
Chaux	1,	4,3
Magnésium	6,	8,1
Acide silicique	traces	

On ne possède point d'analyse très précise des cendres des microbes ; leur composition doit être cependant à peu près la même (Flugge). Brayer a trouvé dans les cendres du bacille de la pneumonie du phosphate de *calcium* et de *magnésium*, du sulfate et du chlorure de sodium.

3° Quelle influence peut avoir le degré de crudité sur la vie des microbes accidentels et particulièrement sur les microbes pathogènes, et :

4° Quelle est la marche des choses, lorsque la crudité est due à un excès de sels de magnésium ; car, d'après les analyses de M. Mitscherlich, cette substance est un des éléments les plus importants qui entrent dans la composition chimique des bactéries.

Il était nécessaire, avant tout, de trouver pour mes recherches des échantillons d'eau qui ne variassent entre eux que dans leur valeur hydrotimétrique. Ne pouvant espérer d'obtenir cette condition avec des eaux naturelles, j'ai dû produire artificiellement les différents degrés de crudité dans une même qualité d'eau.

Voici comment j'ai obtenu cette crudité artificielle :

J'ajoutais à un litre d'eau un excès de carbonate de calcium et quelques gouttes d'une solution à 1 p. 100 d'acide chlorhydrique, savoir : autant qu'il en fallait pour dissoudre, sous forme de chlorure, une certaine quantité de chaux, afin d'augmenter la crudité permanente de l'eau. En même temps, il s'y dégageait de l'acide carbonique, lequel, mêlé à celui qui barbotait d'un appareil de Kipp, augmentait la crudité temporaire. L'eau filtrée, après cette opération, présentait dans sa composition un excès de chlorure et de bicarbonate de calcium. En prenant une eau très pauvre en sels terreux, j'ai pu obtenir des différences prononcées dans le degré de crudité, sans m'éloigner de beaucoup des limites de tolérance établies par l'hygiène. Ayant ainsi préparé deux échantillons, un d'eau naturelle, l'autre modifié dans son degré de crudité, je les infectais après les avoir stérilisés, avec une quantité égale d'eau naturelle non stérilisée, afin de les mettre dans les mêmes conditions, au point de vue de leur contenu bactérique.

Ne pouvant me servir de la chaleur, c'est-à-dire de la manière ordinaire pour stériliser les échantillons d'eau, par la raison que l'ébullition aurait produit une précipitation partielle de la chaux due à la fuite de l'acide carbonique, j'eus d'abord l'intention de me servir du filtre en porcelaine. Mais, ayant observé dans plusieurs essais que cette manière de stériliser, outre les difficultés techniques qu'elle présente, nuisait beaucoup à la crudité temporaire par le passage de l'eau à travers le filtre, je recourus à la stérilisation par la vapeur et, pour empêcher les fuites d'acide carbonique, je versai le liquide dans des récipients en verre fermés à la lampe.

Après la stérilisation, je versais une partie (300 cm³) des deux échantillons d'eau, dans des bouteilles qui venaient d'être stérilisées, de la forme de celles de Freudenreich, à goulot étroit, muni d'un capuchon rodé. De cette manière, les pertes causées par l'évaporation étaient réduites au minimum, tout en garantissant un libre échange d'air.

J'infectais chaque eau stérilisée avec 1 cm³ d'eau de puits, dont je connaissais préalablement le contenu en microbes, et je la plaçais dans un lieu du laboratoire exposé au nord, à une température basse et à peu près égale pendant une longue période de temps.

Je me servais de l'eau qui restait pour déterminer son degré de crudité d'après la méthode de Clark.

Puisqu'il était d'intérêt secondaire de connaître dans mes expériences les espèces de microbes contenus dans l'eau, je limitais mon examen à la recherche quantitative des bactéries. Je me suis servi, comme milieu nutritif, de la gélatine que je versais dans des boîtes de Petri, d'après les règles voulues. J'ai eu toujours soin de faire deux essais pour chaque qualité d'eau, en variant la quantité du liquide ensemencé, afin d'obtenir une plus grande exactitude dans les résultats. Je faisais l'observation tous les deux jours.

Je ne négligeais jamais de bien secouer le récipient toutes les fois que j'avais à examiner l'eau, afin de distribuer dans la masse d'eau, le plus uniformément possible, les bactéries qui, par suite du phénomène bien connu de la décantation, tendent à descendre dans les couches inférieures.

Je plaçais les cultures ainsi préparées dans le thermostat à la température d'environ 22° C. En général, je n'ai jamais vu se développer aucune colonie avant 24 heures ; une seconde observation servait à contrôler le premier calcul fait après ce laps de temps.

Tableau donnant le résumé des expériences

SÉRIE des expériences	DÉSIGNATION des spécimens d'eau	VALEUR hydrotimétrique de chaque spécimen en degrés allemands	NOMBRE DES GERMES PAR CENTIMÈTRE CUBE D'EAU					DIFFÉRENCE de la valeur hydrotimétrique à la fin de l'expérience	OBSERVATIONS
			Au commencement de l'expérience	Après deux jours	Après quatre jours	Au jour de la richesse maximum	Au jour où l'on mit fin à l'expérience		
Ire	a, Eau de puits..............	1°,9	1	86	13109	1860000 (21ᵉ j.)	42 (63ᵉ j.)	— 0°,1	
	b, La même modifiée dans son degré de crudité..........	22°,4	3	125	21710	5151400	105	— 6°,4	
II°	a, Eau de puits..............	1°,9	1	300	660	2310600	1600	0°	
	b, La même modifiée dans son degré de crudité..........	25°,3	1	500	2000	3320000 (17ᵉ j.)	2020 (45ᵉ j.)	— 7°,5	
	b_1, Idem, la crudité transitoire étant levée..............	9°,3	1	400	2300	4560000	9600	0°	
III°	a, Eau de puits..............	2°	2	720	L'observation n'a pas été faite	1430000	1800	0°,02	
	b, La même modifiée dans son degré de crudité..........	36°	1 ½	600		2038000 (11ᵉ j.)	8900 (44ᵉ j.)	— 6°	
	b_1, Idem, la crudité transitoire étant levée..............	10°,6	1	446		2416000	10100	0°,02	
IV°	a, Eau de puits avec 1 centimètre cube d'urine stérilisée......	2°	4	2600	7560	14000000	492000	0°	
	b, La même modifiée aussi dans son degré de crudité.......	36°	3	1830	8160	18000000 (31ᵉ j.)	628000 (56ᵉ j.)	— 25°,2	
	b_1, Idem, la crudité transitoire étant levée..............	10°,9	2	1500	8420	21000000	815000	0°	
V°	a, Eau de puits avec 1 centimètre cube d'urine stérilisée......	2°,07	3	1750	6850	11600000	190000	0°	
	b, La même modifiée aussi dans son degré de crudité.......	29°,5	2	1220	8200	12400000 (28ᵉ j.)	220000 (46ᵉ j.)	10°,5	
	b_1, Idem, la crudité transitoire étant levée..............	5°,96	1	850	9800	13000000	635000	0°	

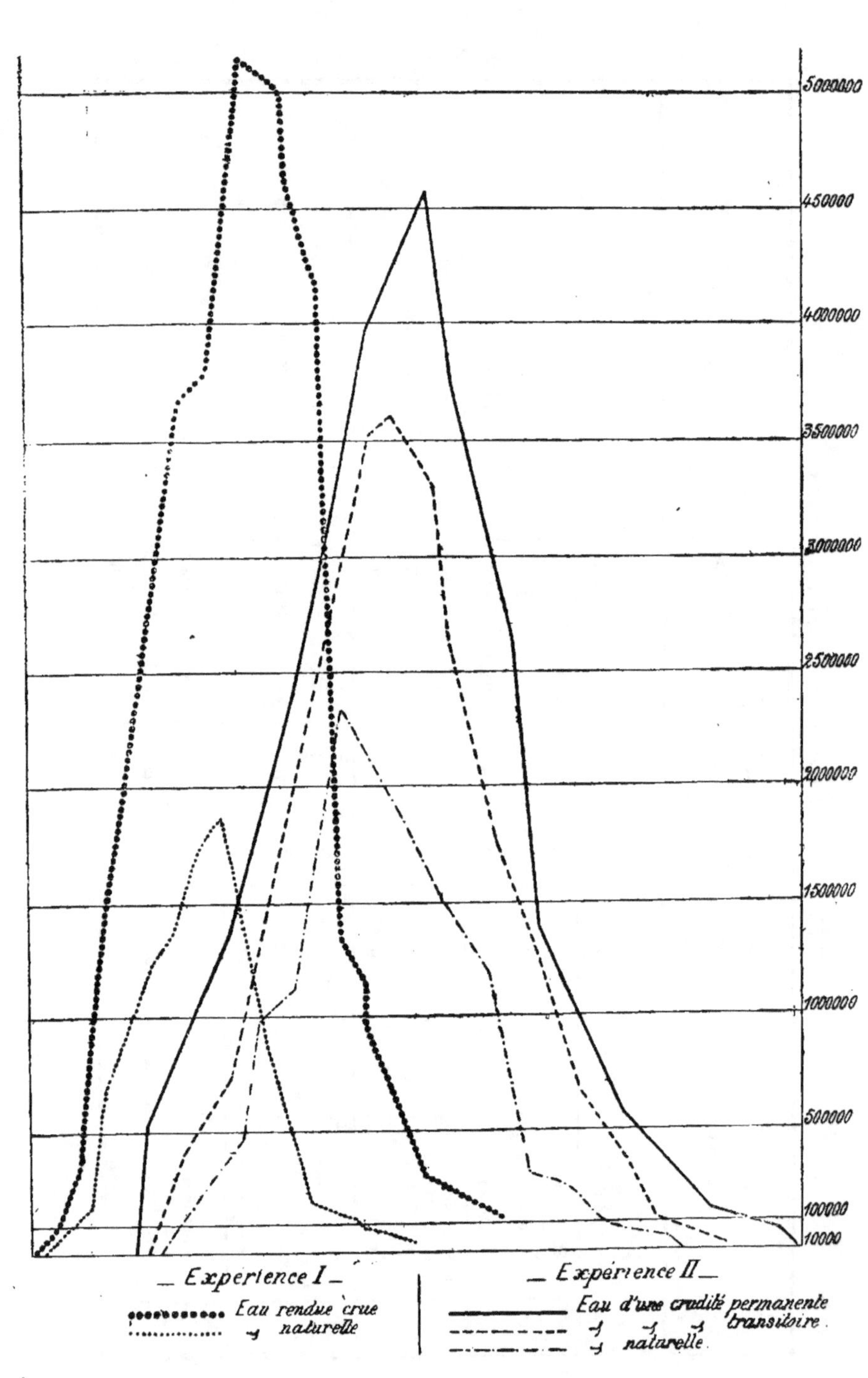

5000000
4500000
4000000
3500000
3000000
2500000
2000000
1500000
1000000
500000
100000
10000
_ Expérience I _
Eau rendue crue
naturelle
_ Expérience II _
Eau d'une crudité permanente
transitoire
naturelle

Après la première expérience, je pris trois échantillons d'eau, en doublant celui d'une plus grande crudité, afin d'examiner non seulement la crudité *totale*, mais aussi la crudité *permanente*.

J'ai fait jusqu'à présent cinq séries d'expériences qui ont exigé plus de 200 observations bactériologiques. Le tableau et les graphiques du diagramme donnent le résumé des résultats obtenus.

On déduit de l'examen des documents numériques insérés dans ce tableau : que dans la I^e expérience, qui accuse 1 colonie dans l'eau naturelle et 3 dans l'eau crue, on a eu une plus grande multiplication de germes dans cette dernière ; mais on peut très bien attribuer ce fait à un plus grand nombre de microbes introduits originairement.

Cependant, cette supposition perd de sa valeur si l'on examine les résultats des autres expériences. En effet, dans la IIe expérience, où l'on a commencé à faire également l'observation par rapport à la crudité *permanente*, en prenant des eaux chargées d'une même quantité de microbes, on a pareillement obtenu un développement supérieur chez les eaux plus crues et un accroissement *maximum* chez celles de crudité *permanente*. En guise de contrôle j'ai ensemencé à la IIIe expérience dans l'échantillon d'eau naturelle stérilisée (a) 2 centimètres cubes d'eau stérile, dans l'échantillon (b) d'eau rendue crue artificiellement 1 demi-centimètre cube, et dans l'échantillon (b_1) à crudité permanente 1 centimètre cube.

De cette manière les échantillons qui dans l'observation précédente provoquaient le développement d'un plus grand nombre de bactéries en recevaient de prime abord un nombre comparativement inférieur. Malgré cela, j'ai trouvé encore cette fois un plus grand développement de germes dans l'eau (b_1), un moyen dans l'eau (b) et un développement minimum dans l'eau (a) pourvue d'une valeur hydrotimétrique inférieure.

Dans la IVe et la Ve expérience j'ai voulu essayer d'altérer la pureté de l'eau en y ajoutant des substances organiques pour voir si les résultats étaient différents, et en infectant d'une plus petite quantité de germes les eaux qui en avaient présenté auparavant un plus grand développement. Mais la marche des diverses *auto-infections* fut toujours la même ; l'eau de crudité permanente et altérée a donné le plus grand développement de microbes ; l'eau naturelle, le plus petit. Il n'y a eu dans ces deux expériences qu'une différence dans la durée de l'auto-infection, ce qui confirme pleinement les observations de M. Miquel.

J'ajoute quelques observations que je juge importantes.

A la fin des expériences je trouvais toujours :

I° Précipitation d'une substance blanchâtre, granuleuse, au fond des spécimens (*b*), laquelle, sous l'action de l'acide chlorhydrique, dégageait de l'acide carbonique ;

II° Le degré de crudité était diminué dans les mêmes échantillons d'eau (*b*), tandis que ce degré n'avait guère changé dans les autres échantillons.

Par conséquent, il doit y avoir eu une séparation d'acide carbonique dans les échantillons (*b*) et par là une précipitation de carbonates pendant l'expérience.

Est-ce à cette circonstance qu'on doit une végétation plus chétive de microbes dans les spécimens (*b*) comparée à celle des spécimens (*b₁*) ? Cette hypothèse est très vraisemblable ; car, en effet, comme on voit dans le tableau des expériences, dans les II, III, IV et V essais, le développement prévaut toujours d'abord dans les spécimens (*b*), et seulement après un certain nombre de jours le développement prévaut dans les spécimens (*b₁*). Nous savons que l'acide carbonique n'a pas une grande valeur bactéricide, car il ne ralentit le développement des microbes que lorsqu'il se trouve en forte dose en présence d'eux. Or, dans notre cas, il faut plusieurs jours avant qu'il se dégage une quantité d'acide carbonique capable de modifier le développement des bactéries.

D'après des expériences que j'ai pratiquées jusqu'ici, il m'est permis d'affirmer :

I° Que le degré de crudité n'est point indifférent dans le phénomène de l'auto-infection des eaux ; ce qui confirme l'opinion que la composition chimique n'est pas à dédaigner lorsqu'il s'agit d'examiner la composition bactériologique d'une eau ;

II° Que l'addition de substances organiques ne change point la marche due à la variation tenue sous la dépendance du degré de crudité;

III° Que la crudité de l'eau, du moins dans les limites de tolérance déterminées par l'hygiène, favorise d'autant plus aisément le développement des bactéries que cette crudité est persistante à l'ébullition.

Cette dernière conclusion confirme, sous un nouveau point de vue, la conviction des hygiénistes, à savoir : que, entre deux eaux de la même crudité totale, il faut préférer celle qui doit particulièrement sa valeur hydrotimétrique à la présence des bicarbonates.

Pise, octobre 1892.